JOURNAL

DE

L'ANATOMIE

ET DE

LA PHYSIOLOGIE

NORMALES ET PATHOLOGIQUES

DE L'HOMME ET DES ANIMAUX

PUBLIÉ PAR MM.

Charles ROBIN

MEMBRE DE L'INSTITUT,

Professeur d'histologie à la Faculté de médecine de Paris,
Membre de l'Académie de médecine,

ET

G. POUCHET

Professeur-administrateur au Muséum d'histoire naturelle.

EXTRAIT

PARIS

LIBRAIRIE GERMER BAILLIÈRE ET Cie

108, BOULEVARD SAINT-GERMAIN, 108

Au coin de la rue Hautefeuille

1

NOTE

SUR LES

BACILLES DE LA TUBERCULOSE

ET SUR

LEUR TOPOGRAPHIE DANS LES TISSUS ALTÉRÉS PAR CETTE MALADIE

Par MM. BABÈS et CORNIL

(Travail du laboratoire d'anatomie pathologique de la Faculté de médecine.)

(PLANCHES XXII a XXV) (1).

Nous donnons d'abord, dans ce mémoire, la description des bacilles de Koch et leur topographie dans les tissus et organes envahis par la tuberculose, après quoi nous étudierons, d'après les nombreux travaux dont ils ont déjà été l'objet, et d'après nos recherches personnelles, le rôle qu'ils jouent dans la pathologie de la phthisie.

Bacilles dans les sécrétions pathologiques, crachats, urines, écoulement vaginal, etc. — Les micro-organismes de la tuberculose sont des bâtonnets de 3 à 4 μ de longueur en moyenne, sur 0 μ, 3 à 0 μ, 5 de largeur. Leur longueur, plus variable que leur largeur, oscille de 2 à 6 μ. Leur diamètre transversal est habituellement uniforme suivant toute leur longueur; ils ne sont généralement pas renflés à leurs extrémités. Ils sont constitués tantôt par un bâtonnet homogène, tantôt par de petits grains ovoïdes ou arrondis, placés bout à bout. Ils sont difficiles à voir sans réactif colorant. Cependant, dans les crachats qui en contiennent un grand nombre, traités par une solution faible de potasse, on peut les reconnaître comme des bâtonnets hyalins et incolores, dans lesquels on ne voit pas de grains distincts. Ces bâtonnets paraissent alors plus gros que sur les préparations où ils ont été colorés et déshydratés. Après leur coloration par le procédé de Ehrlich, ou suivant les procédés que nous em-

(1) Les dessins de ces planches ont été tous montrés à l'Académie de médecine le 24 avril.

1

ployons (1), on apprécie incomparablement mieux les variations de leur forme et de leur structure, que sur les préparations non colorées. Ils sont souvent infléchis sur eux-mêmes en S, recourbés en crochet à l'une de leurs extrémités ; ils n'ont pas la même rigidité que les bacilles de la lèpre qui, cependant, s'en rapprochent beaucoup par leurs dimensions et par la facilité avec laquelle ils se colorent suivant la méthode de Ehrlich (2). Lorsqu'on examine, avec le n° 10 à immersion homogène de Vérick et le concentrateur de Abbé, une préparation de crachats de phthisique colorée par la méthode de Ehrlich, on voit un nombre plus ou moins grand de bâtonnets de longueur et de forme variable, sensiblement égaux en diamètre, les uns homogènes, colorés en rouge d'aniline ou un peu violacés, les autres formés, dans toute leur longueur, par de petits grains colorés. Dans les crachats de l'une de nos malades, dont les poumons étaient creusés de grandes cavernes, il y avait une quantité considérable de bacilles, une centaine environ par champ de microscope à 500 diamètres. La plupart de ces bâtonnets contenaient de petits grains placés bout à bout. Nous avons laissé ces crachats dans un tube fermé par un bouchon de liège pendant trois semaines (3). Ces crachats, sous l'influence de la putréfaction, avaient perdu leur consistance muqueuse. Les préparations colorées nous ont montré alors que presque tous les bacilles étaient composés uniquement de petits grains colorés, et ils nous ont paru plus nombreux que dans les crachats examinés de suite après l'expectoration. Nous avons dessiné (voyez fig. 12, pl. XXIV), ces bactéries dans les crachats abandonnés pendant dix jours à eux-mêmes. On peut voir que la plupart d'entre elles sont constituées par des grains un peu allongés ou sphériques, disposés bout à bout. Si l'on examine avec attention un de ces bacilles à l'aide de l'objectif 10 à immersion homogène et avec un ocu-

---

(1) Voir les communications faites par M. Babes à l'Académie des sciences, les 23 et 30 avril 1883.

(2) Voir pour ce qui concerne les analogies et les différences des bacilles de la lèpre et de la tuberculose, les deux notes de M. Babes et aussi les observations sur la topographie des bacilles de la lèpre qu'il a insérées dans les Archives de physiologie, numéro du 1er juillet 1883.

(3) Voir la communication faite à l'Académie de médecine par MM. Cornil et Babes, le 24 avril, et reproduite dans le numéro du 26 avril du Journal des connaissances médicales.

laire fort, on détermine bien nettement les bords du bâtonnet qui sont rectilignes et parallèles, et on voit que les grains colorés, qui sont vraisemblablement des spores, siègent dans l'intérieur du bâtonnet. On trouve cependant quelquefois des renflements arrondis du bâtonnet, siégeant soit à son extrémité, soit en un autre point de sa longueur, renflements ou nœuds qui sont déterminés par un grain coloré, plus gros que le diamètre moyen du bâtonnet. Il y avait aussi dans ces crachats des amas de grains colorés appartenant à des bâtonnets parallèles, très rapprochés les uns des autres et accolés parallèlement. Dans ces amas de micro-organismes, on ne reconnaissait plus les bâtonnets, mais seulement les grains ronds disposés en séries et formant des groupes analogues à des sarcines de l'estomac (voyez *a*, fig. 12). Les bacilles de la tuberculose se retrouvent pendant un temps indéfini dans les crachats qu'on laisse putréfier dans un flacon ; ainsi, au bout de trois mois, ils étaient aussi nombreux et aussi caractéristiques. Ce liquide s'était finalement desséché ; pour savoir s'il avait conservé ses propriétés virulentes, nous l'avons inoculé à deux lapins. Le premier de ces lapins sacrifié au bout d'un mois, n'avait pas de tubercules. Le second fut sacrifié deux mois après l'inoculation dans la chambre antérieure. Chez cet animal on avait coupé le nerf sciatique pour une autre expérience. A son autopsie, l'œil ni les organes internes ne présentaient rien d'anormal à simple vue. Mais on trouva, du côté où le nerf sciatique avait été sectionné, une périarthrite fougueuse et purulente du genou, accompagné d'ostéite caséeuse du tibia. L'articulation du genou contenait un liquide louche. La paroi fougueuse de cet abcès a montré quelques bacilles de la tuberculose et ce tissu caséeux, cultivé dans du sérum de bœuf gélatineux, a donné lieu, au bout de trois semaines, à des touffes de bacilles développées dans le sérum gélatineux.

Dans les crachats provenant d'un malade atteint de phthisie aiguë nous avons vu de grandes cellules épithéliales tuméfiées provenant de l'intérieur des alvéoles pulmonaires (*a*, fig. 13, pl. XXIV) et des cellules pigmentées (*p*, fig. 13). Ces cellules contenaient des bacilles de grandeur variable, mais en général un peu plus longs que dans la majorité des crachats.

Nous avons figuré (voyez fig. 14, pl. XXIV) la disposition des bactéries dans le dépôt de l'urine, à la suite de la tuberculose des organes génito-urinaires (1). On voit, en *e*, une cellule épithéliale de la vessie, des leucocytes *m*, contenant parfois un bacille et des cellules sphéroïdes, qui sont un peu plus grosses et qui contiennent un grand nombre de longs bacilles disposés en faisceaux ou en broussaille. On rencontre aussi des bacilles libres dans le liquide. Tout dernièrement, nous avons observé un enfant de 16 ans, qui avait été atteint, il y a cinq ans, d'hémoptysie, de pleurésie chronique et de broncho-pneumonies répétées et qui depuis un mois avait des urines purulentes. La vessie, à surface tomenteuse, à muqueuse épaissie, était en partie paralysée, si bien que l'urine purulente s'écoulait spontanément, goutte à goutte. Dans cette urine recueillie au moment de l'émission, et examinée suivant le procédé d'Ehrlich, nous avons trouvé de longs bacilles, formés de petits grains colorés, libres entre les globules de pus, les uns isolés, les autres disposés en touffes analogues à celles que nous avons figurées dans un tubercule fibreux du poumon (voyez fig. 11, pl. XXIV). Chez cet enfant, la présence des bacilles de l'urine était le seul signe tout à fait démonstratif de la tuberculose urinaire, car il n'y avait aucun signe rationnel ni physique de tuberculose du poumon. Chez une malade tuberculeuse, avec des cavernes, du service de M. Fournier, à Saint-Louis, nous avons examiné les sécrétions vaginales au niveau d'ulcérations siégeant à la paroi postéro-inférieure du vagin, à bords inégaux et végétants, à surface couverte d'une couche un peu adhérente de pus épais, jaunâtre et caséeux. Nous y avons trouvé un assez grand nombre de bacilles libres dans le liquide. Nous avons fait la même constatation au niveau d'une ulcération tuberculeuse de la lèvre inférieure et à la surface d'une ulcération cutanée périrectale chez deux malades du service de M. le professeur Fournier. Dans ce dernier fait les bacilles présentaient des grains colorés.

On ne peut contester l'utilité, la nécessité parfois, de la recherche des bacilles dans les exsudations et sécrétions pathologiques pour asseoir le diagnostic. Si la phthisie est le plus souvent reconnue par la seule constatation des signes physiques, de percussion et d'auscultation, il n'en est pas moins vrai qu'on

____

(1) Voir une note de **M.** Babes, communiquée le 27 janvier 1883, à la Société anatomique.

hésite souvent au début de la maladie, dans sa forme aiguë granuleuse, et qu'on peut confondre la phthisie confirmée avec une dilation bronchique et avec la syphilis pulmonaire. Dans les cas douteux, ou aura recours à l'examen des crachats. On sait en effet, d'après les récentes publications, que les crachats sanglants de l'hémoptisie du début de la phthisie contiennent habituellement des bacilles. Chez une de nos malades affectée d'une gomme du voile du palais, et qui expectorait des crachats nummulaires et puriformes, nous avons diagnotiqué une syphilis pulmonaire, par ce seul fait que les crachats examinés à diverses reprises pendant des mois, ne contenaient pas de bacilles. Nous avons relaté plus loin une autopsie de syphilis du poumon, du service de M. Balzer, dans laquelle les masses caséeuses et une caverne ne contenaient point de bacilles. De plus, chez certains malades affectés de pleurésie unilatérale, la compression du poumon par l'épanchement empêche l'entrée de l'air dans le poumon comprimé ; la constatation des signes d'auscultation propres à déceler la tuberculose est alors impossible. Si l'autre poumon est normal, on ne peut faire le diagnostic de la phthisie que par la recherche des bacilles dans les crachats. C'est ce qui nous est arrivé une fois chez un de nos malades. La présence des bacilles caractéristiques dans les secrétions pathologiques, à la surface des ulcérations douteuses de la bouche, de la langue, des lèvres, de la vulve, du vagin, du pourtour de l'anus, donnera aussi des renseignements absolument certains. Il en est de même de l'urine dans la tuberculose du rein, de la vessie, de la prostate et de l'urèthre. Or, on sait que souvent ces dernières lésions sont primitives, qu'elles ne sont pas toujours accompagnées de tuberculose pulmonaire, et que leur diagnostic est alors entouré d'une grande obscurité. Il est le plus souvent impossible de diagnostiquer sûrement la tuberculose primitive du rein et de la vessie. La découverte des bacilles dans l'urine lèvera d'emblée tous les doutes.

Tuberculose des séreuses. — Nous avons pris comme types les méningites tuberculeuses bien caractérisées et un peu anciennes, dans lesquelles on reconnaît sans peine, à l'œil nu, de fines granulations à centre souvent opaque, situées à la base du cerveau, dans la scissure de Sylvius et à la surface des circonvolutions au milieu de la pie-mère épaissie et infiltrée d'un

liquide louche. Les coupes de pièces durcies dans l'alcool, perpendiculaires à la surface des circonvolutions et comprenant à
la fois l'arachnoïde, la pie-mère et la surface des circonvolutions, colorées par le procédé de Ehrlich, montrent, au milieu
de la pie-mère épaissie et présentant souvent des enfoncements
en forme de coin dans la substance cérébrale, des artérioles et
quelquefois aussi des veinules qui sont oblitérées plus ou moins
complètement par des coagulations fibrineuses. Ces vaisseaux
oblitérés, dont la paroi est épaisse, souvent hyaline, sont entourés par un tissu conjonctif plus ou moins caséeux, infiltré de
petites cellules rondes atrophiées, à noyaux peu distincts. A côté
de ces masses caséeuses qui entourent les vaisseaux oblitérés,
on trouve des îlots d'un tissu réticulé formé de fibres hyalines
assez épaisses et contenant très peu de cellules rondes dans ses
mailles. A la limite de la pie-mère avec la substance cérébrale, ou
dans cette dernière, on voit quelquefois de petits îlots tuberculeux. L'ensemble de ces constatations est figuré (pl. XXII, fig. 1),
à un faible grossissement. Des bacilles et des granulations colorées en rouge existent en grand nombre, ainsi que cela se voit
dans notre dessin, autour des vaisseaux a, c, v, dans leur paroi
et dans leur contenu. Les mêmes grains colorés s'observent
autour des capillaires m qui se trouvent dans l'îlot tuberculeux
t, situé dans la substance cérébrale. On voit en r, le tissu réticulé de la pie-mère. La figure 2 offre une section de l'arachnoïde b et de la pie-mère e avec un grossissement de 500 diamètres. La paroi épaissie et hyaline de l'artériole a est remplie
de bacilles tout à fait caractéristiques et assez nombreux ; on y
trouve aussi des grains d assez nombreux dans la membrane
interne du vaisseau, disposés en séries ou isolés, qui se colorent
de la même façon que les bâtonnets, par le procédé de Ehrlich.
La membrane interne du vaisseau qui est relativement normale,
possède encore ses cellules endothéliales. Sa lumière est remplie
par de la fibrine à fibres gonflées dans toute la partie centrale
du thrombus, hyaline à sa circonférence, en c. Au milieu de
cette fibrine on rencontre quelques bâtonnets caractéristiques
et de petits grains colorés. Sur la coupe du tissu de la pie-
mère qui entoure l'artériole, on peut distinguer des fentes m
dans la masse caséeuse formée par les cellules. On voit en e, des
faisceaux de tissu conjonctif hyalins, à bords festonnés. Dans

un de nos faits de méningite tuberculeuse, il y avait une assez
grande quantité de cellules géantes situées dans les îlots tuberculeux périvasculaires. La présence de ces cellules géantes est
assez rare dans les tubercules des méninges, pour que nous les
signalions ici. Les bacilles, très nombreux, siégeaient indistinc-
tement dans le tissu des nodules tuberculeux et dans les cellules géantes. A la limite des méninges et du cerveau, on trouve
une couche mince appartenant à la pie-mère, dans laquelle les
cellules sont rares. Le tissu réticulé dont nous avons déjà parlé
(r, fig. 1, pl. XXII), est distribué irrégulièrement, sur les coupes
de la pie-mère, en masses limitées, arrondies ou diffuses, surtout dans la partie profonde de la pie-mère. Les vaisseaux sanguins qui, de la pie-mère, pénètrent dans la couche centrale du
cerveau, sont entourés par leur gaîne périvasculaire dilatée et
dans laquelle on trouve des cellules lymphatiques libres. Les
cellules endothéliales de cette gaîne sont tuméfiées. Les vaisseaux eux-mêmes sont souvent oblitérés, leur paroi présente
quelquefois de petits grains ronds colorés. Autour de ces vaisseaux la substance cérébrale est sclérosée. La granulation tuberculeuse très petite et à son début dessinée en t dans la figure 1,
montre une grande quantité de vaisseaux capillaires, qui tous
sont bordés par des grains ronds colorés en rouge, et qui sont
entourés par des cellules rondes au milieu d'une substance
grenue, dense. On voit aussi sur ce dessin les vaisseaux qui, de
la pie-mère arrivent à la granulation tuberculeuse et qui sont
entourés par ces mêmes grains colorés. La périphérie de la granulation présente des vacuoles s qui la séparent du tissu cérébral.
Les tubercules plus considérables du cerveau sont formés par
la confluence de pareilles granulations. Nous avons trouvé aussi
un grand nombre de bacilles dans une méningite tuberculeuse
à son début.

Nous avons examiné plusieurs faits de tuberculose avec pleurésie subaiguë ou chronique. La figure 3 représente une coupe
de la plèvre pariétale dans un cas de pleurésie tuberculeuse
subaiguë consécutive à des tubercules du foie survenus dans le
cours d'une cirrhose hypertrophique. Le poumon était comprimé,
revenu sur lui-même; la cavité pleurale était recouverte par
une fausse membrane fibrineuse adhérente, semi transparente a,
composée de lamelles homogènes de fibrine séparées par des

rangées ou des amas de cellules rondes. Ces couches superficielles ne contenaient pas de bacilles. Plus profondément on trouve des espaces vasculaires remplis de cellules lymphatiques ou de cellules géantes dont les noyaux b, c, sont situés dans une masse protoplasmique légèrement granuleuse. Dans ces masses cellulaires, il existe un ou deux bacilles. Puis on trouve des lames de tissu conjonctif m séparées par des cellules plates de tissu conjonctif. Dans la membrane pleurale elle-même, on voit des vaisseaux perpendiculaires ou obliques à la surface de la pseudo-membrane. Ces vaisseaux sont entourés d'un tissu qui montre des faisceaux longitudinaux et des coupes de faisceaux transversaux n. Un grand nombre de bacilles d se trouvent dans la paroi de ces vaisseaux. Nous avons représenté dans la figure 4, pl. XXII, un autre type de pleurésie chronique. Là, la plèvre viscérale épaissie était unie à la plèvre pariétale par des membranes denses, scléreuses ; les espaces compris entre ces adhérences étaient remplis par du pus ancien, caséeux. A la gauche du dessin on voit en p du pigment noir appartenant au poumon ; des granulations tuberculeuses entourées de pigment noir et contenant beaucoup de bacilles se trouvaient là à la surface du poumon sous la plèvre. Dans le tissu fibreux qui remplaçait la plèvre viscérale, il y avait des fentes lymphatiques n remplies de cellules rondes, et quelques vaisseaux sanguins v. En b on voit un canal lymphatique qui s'ouvre en b' dans un espace situé entre les fausses membranes. Une grande quantité de bacilles existe en b' à l'ouverture de ce canal. La surface b'' des cavités limitées par les fausses membranes est tapissée de bacilles et de cellules granuleuses. Une fente lymphatique n située entre les faisceaux de la pseudo-membrane est remplie de bacilles et tapissée de cellules lymphatiques. Dans ce même dessin on voit en d la limite d'une autre cavité comprise entre des fausses membranes et dont le bord est aussi couvert de bacilles. Dans le pus caséeux contenu dans la plèvre il y avait aussi des bacilles. Les granulations fibreuses, dures, saillantes à la surface de la plèvre, constituées par du tissu conjonctif scléreux, entourées de granulations noires renfermant elles-mêmes une grande quantité de charbon et qui vraisemblablement siègent dans les follicules lymphatiques sous-séreux, ne contenaient pas de bacilles.

Dans un fait de tuberculose chronique initiale du péricarde

avec oblitération complète de sa cavité et union des deux feuillets de la séreuse par des adhérences fibreuses anciennes,
nous avons étudié des coupes comprenant à la fois le feuillet
pariétal et le feuillet viscéral. La couche externe de chacun des
deux feuillets présentait un tissu fibreux doublé à sa face interne
par une couche granuleuse et caséeuse contenant de nombreuses cellules géantes disposées en îlots. Ces deux couches
étaient unies par des fibres de tissu fibreux. Dans les granulations, nous n'avons pas vu de bacilles, mais seulement des grains
ronds, colorés, siégeant uniquement dans les cellules géantes.

A la surface du péritoine intestinal, au niveau des ulcérations
tuberculeuses de l'intestin, les granulations tuberculeuses contiennent de nombreux bacilles que nous avons pu suivre le long
des vaisseaux lymphatiques, dans le tissu embryonnaire qui les
entoure et dans le mesentère jusqu'aux ganglions mésentériques.

Dans les tumeurs blanches des grandes articulations, la
recherche des bacilles par le procédé d'Ehrlich est loin de donner
toujours un résultat positif. Sur cinq cas de tumeurs blanches
du genou et de la hanche nous ne les avons vus que deux fois.
Une fois, dans une tumeur blanche du genou ayant donné lieu
à des fistules cutanées et opérée par M. Polaillon. Il y avait beaucoup de cellules géantes dans les fongosités synoviales; quelques-unes de ces cellules géantes seulement contenaient un ou
deux bacilles dans leur intérieur. Dans un autre fait de coxalgie
chez un très jeune enfant du service de M. Lannelongue, nous
avons vu, dans les débris du tissu fongeux assez ramolli et
dans les parois des abcès, un grand nombre de cellules géantes;
un très petit nombre de bacilles siégaient dans quelques cellules géantes. Nous avons examiné en outre plusieurs spécimens
de fongosités provenant de trajets fistuleux en rapport avec des
caries scrofuleuses des os ou avec des fongosités de synoviales ten-
dineuses sans y rencontrer de bacilles (1).

Tuberculose des ganglions lymphatiques et de la rate. — On
doit distinguer, d'une part, les ganglions hypertrophiés qui sont
en rapport avec des organes affectés de tuberculose, comme par
exemple ceux de la racine du poumon et du mesentère liés à la
tuberculose pulmonaire ou aux ulcérations tuberculeuses de

(1) Ces pièces provenaient du service de M. Lannelongue et de celui de M. le professeur Ollier.

l'intestin, et, d'autre part, ceux qui surviennent spontanément
ou à la suite d'un catarrhe des muqueuses, au cou par exemple,
chez des individus qui jouissent en apparence d'une bonne
santé. Les bacilles sont en général très rares ou même ne
peuvent pas être mis en évidence dans les ganglions scrofuleux
du cou. Ainsi, dans la forme hypertrophique et scléreuse des
ganglions strumeux du cou, nous avons recherché vainement
et avec grand soin des bacilles sans en rencontrer. C'est ce qui
nous est arrivé dans un ganglion scléreux enlevé par M. Polaillon.
Dans un autre ganglion très hyperthrophié semi-transparent,
rosé, sans dégénérescence caséeuse, enlevé par M. Richet et
contenant des tubercules avec beaucoup de cellules géantes, il
n'y avait pas non plus de bacilles. Dans deux autres faits de
scrofule ganglionnaire, avec dégénérescence caséeuse, nous
avons trouvé des bacilles seulement dans quelques cellules
géantes. Il y en avait aussi dans un troisième ganglion abcédé.
La paroi de cet abcès montrait des follicules tuberculeux avec
des cellules géantes; quelques-unes de ces cellules géantes contenaient chacune un bacille.

Les ganglions vraiment tuberculeux présentent aussi des
variétés curieuses au point de vue du nombre des bacilles. Ainsi
dans un ganglion du cou très hypertrophié, gris, voisin du
larynx atteint de laryngite tuberculeuse, dont la coupe se re-
couvrait d'un liquide louche et présentait au microscope des tubercules miliaires avec des cellules géantes, nous n'avons pas
vu de bacilles, bien que la muqueuse laryngienne présentât une
infiltration considérable de ces micro-organismes. Cependant
il est de règle que les ganglions où aboutissent les vaisseaux
lymphatiques venant d'organes affectés de tuberculose présentent des bacilles. Tels sont les ganglions bronchiques et
médiastinaux dans la tuberculose pulmonaire, les ganglions
mésentériques en rapport avec des ulcérations tuberculeuses de
l'intestin. A la racine des bronches, les ganglions hypertrophiés,
généralement pigmentés, qui présentent des îlots gris, opaques,
jaunâtres, visibles à l'œil nu, contiennent habituellement des
bacilles. Ces derniers sont surtout manifestes dans les follicules
tuberculeux récents de la substance corticale; ils rayonnent de
là dans la substance médullaire, le long des vaisseaux et dans
des fentes qui représentent vraisemblablement les sinus péri-

folliculaires. Les bacilles ne sont pas ordinairement limités au ganglion ; ils se montrent dans la capsule du ganglion épaissie au niveau des follicules devenus tuberculeux ; ils existent aussi dans le tissu conjonctif périphérique, autour de la capsule ; ce tissu est lui-même épaissi, infiltré de petites cellules et de granulations tuberculeuses. Loin du ganglion, on rencontre aussi, dans le tissu conjonctif œdémateux du médiastin, des vaisseaux sanguins et lymphathiques entourés de tissu embryonnaire dont les cellules contiennent des bacilles. Il y a là aussi de petits îlots de tissu réticulé avec des bacilles. Les ganglions mésentériques offrent à considérer une disposition analogue des lésions. Les bactéries caractéristiques existent dans les îlots tuberculeux de la substance corticale, autour de vaisseaux sanguins et en petit nombre dans les voies lymphatiques des ganglions.

Nous n'avons examiné que deux faits de tuberculose de la rate chez l'homme. Dans l'un, il s'agissait de tubercules tout à fait miliaires et récents. Les petits îlots tuberculeux siégeaient dans la pulpe splénique et étaient formés par des groupes de grandes cellules dont quelques-unes atteignaient les dimensions de cellules géantes et contenaient peu de noyaux. Dans les plus grandes et les mieux caractérisées de ces cellules géantes, il y avait ordinairement un ou deux bacilles. Nous rapprochons de ces faits de tuberculose de la rate humaine un cas de tuberculose de la rate du lapin (1).

La figure 18 (pl. XXV) représente une coupe de la rate de ce lapin. Les septa c de la rate sont épaissis ; dans les parties caséeuses de la pulpe, on voit des cellules hypertrophiées t', homogènes, hyalines, contenant des bacilles lisses ou granuleux ; dans la pulpe figurée à gauche du dessin, les cellules sont granuleuses ; leur protoplasma montre des vacuoles b ; elles contiennent des bacilles en a, par exemple. La cellule d' dont le noyau présente l'apparence caractéristique de la multiplication indirecte, contient un bacille. La plupart des cellules libres renferment un grand nombre de bacilles. On voit aussi en m des bacilles qui appartiennent à une cellule du reticulum.

Tuberculose des muqueuses. Nous avons tout particulièrement

---

(1) L'inoculation de ce lapin avait été faite avec un liquide de culture de tubercules envoyé par M. Toussaint à M. Bouley et la rate malade nous a été donnée par M. Gibier aide-naturaliste attaché à M. Bouley.

étudié avec la méthode de coloration d'Ehrlich, des coupes provenant d'un fait que l'un de nous avait déjà décrit il y a trois
ans (1) et dans lequel la luette, les amygdales, le pharynx, le larynx étaient le siège d'une tuberculose très étendue ulcérée par
places et de lésions très prononcées des vaisseaux. Si l'on examine
une coupe perpendiculaire à la surface de la muqueuse bucco-
pharyngienne infiltrée de tubercules dans un point où l'épithélium est conservé, on trouve, dans les couches de l'épithélium
stratifié, une certaine quantité de bacilles situés dans des cellules
migratrices (voyez c, fig. 5, pl. XXIII). Ces cellules siègent dans
les voies lymphatiques décrites par Ranvier et situées entre les
cellules épithéliales ; ces voies lymphatiquss sont dilatées et
transformées en vacuoles. Certaines cellules migratrices possè-
dent plusieurs noyaux et sont assez volumineuses. D'autres bacilles sont libres et situés également entre les cellules épithéliales.
Les bacilles peuvent arriver ainsi de la couche papillaire du chorion juqu'à la surface de la muqueuse par les voies lymphatiques
qui traversent l'épithélium stratafié dans toute son épaisseur. Dans
la couche papillaire du chorion muqueux, on trouve des amas de
cellules rondes h, des cellules géantes g dans lesquelles et entre
lesquelles il y a beaucoup de bacilles. Les cellules géantes en
étaient remplies. Dans d'autres parties de la couche papillaire,
il existe des îlots d'un tissu réticulé ne présentant pas de bacilles.
Autour des îlots de tissu embryonnaire et auprès des cellules
géantes, il y a toujours des vaisseaux plus ou moins perméables
au sang. On voit dans la figure 5, planche XXIII, une section d'un
vaissseau v qui présente des bacilles dans une cellule endothé-
liale. Dans ce même fait, la muqueuse de la luette était très épaissie et infiltrée de cellules lymphatiques ; ses vaisseaux capillaires
très dilatés, volumineux, étaient remplis par un thrombus dont
les mailles de fibrine contenaient des globules blancs et quelques
globules rouges. Il y avait aussi des bacilles dans les vaisseaux
thrombosés. Ainsi, la figure 6, planche XXIII, montre une section d'un vaisseau compris au milieu d'un tissu infiltré de
cellules et qui est rempli par des globules blancs du sang et par

(1) Voyez une communication faite à la Société de biologie par M. Cornil et la thèse
de Chassagnette sur l'angine tuberculeuse, Paris, 1880, avec une planche lithographiée.
Voir aussi les dessins relatifs à ce fait dans le manuel d'histologie pathologique de
Cornil et Ranvier, 2ᵉ édit. t. II, p. 224, — 1882.

de la fibrine. La paroi *a* de ce vaisseau est très distincte et sa
sa membrane interne présente des cellules endothéliales. De nombreux bacilles *d* existent au milieu du thrombus intravasculaire,
dans les globules blancs ou entre eux. A la base de la luette, la muqueuse épaissie de cet appendice et du voile du palais présentait
des nodosités et des ulcérations tuberculeuses. Là, à côté ou au
milieu des follicules tuberculeux, il y avait non seulement des
vaisseaux capillaires très dilatés et thrombosés comme celui qui
est représenté dans la figure 6, mais aussi des vaisseaux dans lesquels on pouvait suivre la transformation de leur contenu en cellules géantes. La figure 7 (pl. XXIII), par exemple, représente une
coupe de l'un de ces vaisseaux dans lequel la paroi *c* est devenue
hyaline et peu distincte. La lumière du vaisseau montre des
cellules endothéliales disposées les unes contre la membrane interne, les autres irrégulièrement dans le thrombus qui contient
en outre des globules blancs et de nombreux bacilles de la tuberculose pour la plupart lisses, avec leur forme caractéristique. A
la périphérie de la paroi hyaline du vaisseau on trouve un tissu
réticulé et de nombreuses cellules les unes fixes, les autres
migratrices avec des bacilles lisses ou granuleux situés dans les
cellules migratrices ou libres. Si l'on compare la figure 7 avec la
figure 8 qui offre un type de cellule géante voisine des vaisseaux
oblitérés, il est difficile de ne pas être persuadé que cette dernière s'est développée dans le thrombus d'un vaisseau qu'elle
remplit. Elle est entourée en effet par une bordure claire qui
répond à la transformation hyaline de la paroi d'un vaisseau.
Cette cellule géante *g* est, comme toutes celles que nous avons
vues dans cette observation, remplie d'un nombre considérable
de bacilles *b*, ainsi que le tissu infiltré de cellules migratrices
au milieu duquel elle siège. Dans les vaisseaux thrombosés de
cette luette, nous avons vu et figuré (1) des cellules géantes
dans le thrombus qui remplit des veines passant au milieu
de masses caséeuses. Nous avons examiné de nouveau des coupes colorées par le procédé d'Ehrlich et provenant des mêmes
pièces anatomiques. Nous avons retrouvé des cellules géantes
contenues dans le thrombus intravasculaire et qui renfermaient

---

(1) Voyez *Thèse* de Chassagnette, fig. 6, 7 et 8, et *Manuel d'histologie path.* de
Cornil et Ranvier, p. 225, fig. 86, 87 et 88, t. II, 2e édit., in-8°.

aussi des bacilles (1). Dans ce même fait, les amygdales tuberculeuses, l'une ulcérée et réduite à un moignon tuberculeux, l'autre volumineuse, hypertrophiée, en partie ulcérée et parsemée d'îlots tuberculeux, montraient, sur les coupes des nodules tuberculeux et du tissu infiltré, une quantité vraiment extraordinaire de bacilles dans les cellules géantes, dans les petites cellules rondes et entre ces éléments. Par contre, dans une autre observation d'amygdalite tuberculeuse, la glande hypertrophiée offrant sur une coupe la même apparence caséeuse qu'un ganglion scrofuleux, avec des fentes au milieu de ce tissu, il n'y avait pas de bacilles, mais seulement des grains ronds qui se coloraient par la méthode d'Ehrlich. Les ulcérations tuberculeuses du voile du palais ne montraient aussi que des grains ronds. Cependant, dans cette même autopsie, la muqueuse laryngienne tuberculeuse était infiltrée de bâtonnets caractéristiques. La muqueuse du vestibule du larynx présentait une surface rugueuse, plissée et chagrinée. Elle était très épaisse, comme transformée en une fausse membrane qui aurait fait corps avec elle. A la surface de la membrane ainsi altérée, il y avait des amas de micrococues disposés en zooglée. Dans la profondeur de la muqueuse, qui offrait les lésions de la tuberculose, on trouvait des bacilles caractéristiques.

Nous avons examiné plusieurs faits d'ulcération chronique de la muqueuse de l'intestin grêle et du gros intestin. La figure 9 (pl. XXIII) est relative à un cas de tuberculose primitive du gros intestin, suivie d'une tuberculose miliaire généralisée. La surface de la muqueuse, dépouillée d'épithélium, était inégale et mamelonnée. On y trouvait en *m* une substance hyaline qui se colorait très fortement par les couleurs d'aniline et qui ne se décolorait pas complètement sous l'influence de l'acide nitrique au tiers. Il y avait une substance hyaline à la place de la paroi du vaisseau *v* en *p*. Des bacilles de la tuberculeuse se montraient dans le tissu de granulation de la surface et dans la masse hyaline *m*. La mu-

---

(1) Dans notre lecture à l'Académie de médecine, du 24 avril 1883, reproduite dans le numéro du 25 avril du *Journal des connaissances médicales*, nous avons insisté sur le siège des bacilles dans les caillots intravasculaires, dans les séreuses, les muqueuses et le poumon. M. le professeur Weigert a trouvé des bacilles dans les veines et en particulier dans les tubercules des veines pulmonaires. Notre communication antérieure ne paraît pas être parvenue à sa connaissance.

queuse, très épaissie, est transformée en un tissu réticulé qui présente des espaces arrondis ou allongés et perpendiculaires à la surface de la muqueuse. Dans ces espaces, il existe une grande quantité de cellules migratrices contenant des bacilles. Beaucoup de ces derniers sont libres en dehors des cellules. La couche profonde de la muqueuse montre des vaisseaux contenant du sang. Autour d'eux existent de nombreuses cellules rondes disséminées ou agglomérées en îlots dans un tissu réticulé, ou pressées les unes contres autres comme en *n*. Dans ces îlots tuberculeux, il y a quelquefois des cellules géantes. C'est là que se trouvent accumulés les bacilles en nombre considérable. Plus profondément, entre les muscles, on trouve aussi des amas de cellules avec des bacilles. Il y avait aussi des bacilles dans la paroi des vaisseaux.

Tuberculose du poumon. — Nous avons étudié plusieurs spécimens de *tuberculose miliaire* du poumon, en particulier dans un poumon d'enfant, où l'artère pulmonaire avait été injecté au bleu de Prusse. Les granulations qui suivaient les branches de l'artère contenaient des bacilles. Ces granulations étaient formées surtout aux dépens des alvéoles qui étaient remplis par de la fibrine et par quelques cellules rondes. Le tissu conjonctif périvasculaire, autour des branches de l'artère pulmonaire, était épaissi, infiltré de cellules et se continuait avec les parois épaissies des alvéoles voisins dont la lumière était remplie de fibrine. Dans ces petites masses péri-vasculaires, invisibles à l'œil nu, les bacilles siègent dans la paroi épaissie du vaisseau, quelquefois dans des cellules géantes assez rares qui s'y trouvent et dans l'intérieur de certains alvéoles remplis d'une masse homogène granuleuse et de bacilles. En outre de ces petits noyaux qui siègent autour des branches de l'artère pulmonaire, il existait des granulations visibles à l'œil nu formées à la fois par un groupe d'alvéoles et par du tissu conjonctif chroniquement enflammé provenant de la paroi des bronches et des vaisseaux. A la surface du poumon des tubercules siégeaient en partie dans le tissu conjonctif sous-pleural et dans les alvéoles voisins. L'injection vasculaire qui remplissait les artères et capillaires s'arrêtait à la limite des tubercules ; là, la paroi des vaisseaux devenait embryonnaire ; ils étaient oblitérés ou réduits à une lumière très étroite. D'une façon générale on trouvait des bacilles

en grande quantité dans tous ces tubercules, à l'exception de
ceux qui siégeaient dans la plèvre. Les bacilles se rencontraient
entre les fibrilles de la fibrine coagulée à l'intérieur des alvéoles
et dans le tissu conjonctif épaissi des cloisons, entre les cellules
rondes situées dans l'épaisseur de ces cloisons. Les bacilles
étaient surtout nombreux dans les points où les cellules deve-
naient caséeuses, granuleuses, et où il était difficile de distinguer la limite des alvéoles, c'est-à-dire dans les parties centrales
des tubercules. La figure 10 de la planche XXIV se rapporte à un
autre cas de tuberculose miliaire du poumon, accompagné de
tuberculose caséeuse des ganglions du médiastin et observé chez
un jeune sujet. Cette figure représente un tubercule miliaire siégeant autour d'une petite veine v, formé en partie par la paroi de
ce vaisseau et par un groupe d'alvéoles. La paroi de la veine est
normale en p, entourée seulement là d'un tissu embryonnaire.
Au niveau de la granulation, la paroi p' du vaisseau est épaissie,
formée par un tissu reticulé, pâle, à fines cloisons limitant des
espaces arrondis; ce tissu se prolonge dans les cloisons des alvéoles altérés. Ces derniers b, b sont remplis par une masse granuleuse formée de petites cellules atrophiées et cohérentes. La lumière du vaisseau qui confine au tubercule est remplie par une
masse granuleuse de fibrine. Le plus grand nombre des bacilles
se trouve dans ce caillot intra-vasculaire. Là, les bacilles sont isolés
ou réunis en faisceaux et en touffes; beaucoup de bacilles siègent
dans la paroi épaissie et transformée du vaisseau. Un petit nombre
de ces micro-organismes existent dans les alvéoles remplis et dans
le tissu conjonctif interalvéolaire. Le tissu pulmonaire périphérique est normal. Dans un autre cas de tuberculose avec des
cavernes et de la pneumonie intertitielle ardoisée et des granulations miliaires, nous n'avons pas trouvé de bacilles ni dans le
sommet du poumon sclérosé, ni dans les tubercules miliaires.

Le premier examen que nous avons fait des lésions connues
sous le nom de *pneumonie caséeuse lobaire* (infiltration grise de
Laennec), ne nous a pas montré de bacilles; mais dans un
second fait où nous avions affaire à des îlots étendus d'hépatisation grise, sèche, semi-transparente, sans granulations ni
noyaux opaques visibles à l'œil nu, nous avons trouvé des bacilles en quantité. Les coupes de ces parties montraient, après
la coloration au carmin, des alvéoles remplis de filaments plus

ou moins épais et très serrés de fibrine séparés par quelques
cellules rondes ; de distance en distance on voyait des alvéoles
contenant des cellules granuleuses ; la paroi des vaisseaux, dont
la lumière était oblitérée, montrait aussi un épaississement et
une infiltration par des éléments serrés les uns contre les autres.
Sur les coupes colorées par le procédé d'Ehrlich, des amas considérables de bacilles existaient autour des vaisseaux dans le
tissu conjonctif, dans leur paroi épaissie et infiltrée et dans les
alvéoles périphériques. Loin de ces îlots caséeux, et dans quel-
ques-uns des alvéoles remplis par de la fibrine, nous avons
trouvé un petit nombre de bacilles. Le siège principal des bacilles, dans la pneumonie caséeuse lobaire, est surtout au centre
des infundibula qui sont remplis de cellules embryonnaires.
Lorsque la coupe passe au centre même de l'infundibulum ainsi
altéré, on observe à son centre une lumière vide correspondant
à l'ouverture de la bronchiole ; c'est surtout autour de cette lumière qu'on rencontre une grande quantité de bacilles. Ces
micro-organiques existent aussi au milieu des cellules embryonnaires qui remplissent les alvéoles appartenant à l'infundibulum. Le centre de pareils infundibula nous paraît être le point
de départ des cavernes qui se forment au milieu de la pneumonie caséeuse. Nous avons examiné les poumons d'un enfant mort
à la suite de la rougeole dans le service de M. Bouchut, qui avait
diagnostiqué, pendant la vie et après l'inspection des pièces ca-
davériques, une broncho-pneumonie. Le poumon présentait en
effet des îlots de pneumonie à divers degrés et de la bronchite,
sans que l'examen à l'œil nu pût faire penser à des tubercules.
Il y avait cependant, dans les parties hépatisées, de petites masses
grises, jaunâtres et opaques, caséeuses, à surface lisse et plani-
forme, fondues dans l'hépatisation, n'ayant nullement l'apparence de tubercules miliaires. Les coupes de ces îlots jaunâtres
ont montré les alvéoles pulmonaires remplis de fibrine granuleuse et de débris de cellules ; les parois alvéolaires étaient peu
distinctes. Il y avait là une quantité considérable de bacilles
dans l'intérieur des alvéoles et dans leurs parois, surtout dans
les points où le tissu était devenu granuleux, homogène, et où
les limites des alvéoles étaient difficiles à apprécier. C'est dans
ce fait de broncho-pneumonie, suite de rougeole, que nous
avons vu le plus grand nombre de bacilles. Il n'y avait pas de

cellules géantes. Dans les îlots et lobules de broncho-pneumonie de ce même poumon, il n'y avait pas de bacilles.

Lorsque le poumon est parsemé de nodules tuberculeux plus
volumineux, devenus caséeux, ou de granulations fibreuses, ou
de masses formées par des tubercules caséeux au milieu d'un tissu
induré, sclérosé et infiltré de charbon, dans la tuberculose
subaiguë, en un mot, le siège des bacilles est variable.

Par exemple, sur les coupes de certains tubercules confluents
et caséeux, on trouvera les sections des massses arrondies,
granuleuses, qui forment la partie centrale de chaque tubercule,
entourées par du tissu embryonnaire au milieu duquel existent
quelques cellules géantes. Chacun de ces tubercules est en-
entouré lui-même de tissu fibreux, scléreux, infiltré de pigment.
Dans la masse centrale du tubercule, constituée par des cellules
granuleuses atrophiées, les bacilles manquent absolument ou
sont très rares. On en trouve au contraire un certain nombre à
la limite du tissu fibreux pigmenté qui circonscrit chaque tubercule, dans le tissu embryonnaire et dans les cellules géantes
qu'il renferme. A la périphérie de ces îlots de tubercules confluents, on trouve généralement des bronches et des vaisseaux
dont les parois épaissies présentent un grand nombre de
bacilles. D'autres fois les tubercules caséeux siègent autour des
bronches et des vaisseaux sanguins. La paroi altérée, épaissie
de ces canaux se confond avec le tissu des tubercules, et c'est
dans ces parois que se trouve le plus grand nombre de bacilles.

Dans la *phthisie chronique*, lorsque les poumons sclérosés à
leur sommet sont parsemés de tubercules fibreux, durs, siégeant
au milieu d'une pneumonie interstitielle ardoisée, il existe souvent des bacilles soit dans les tubercules fibreux, soit dans les
tubercules caséeux. La figure 11 de la planche **XXIV** représente
un tubercule fibreux au milieu d'un tissu scléreux infiltré de
charbon. Ce tubercule est formé de lamelles fibreuses, scléreuses,
concentriques. Dans l'intérieur de ce nodule on voit une perte
de substance dans laquelle se trouve un petit sequestre granuleux *m*. Ce tubercule fibreux est séparé par une fente du tissu
pigmenté *a* qui l'entoure; il contient une grande quantité de
bacilles disposés en touffes ou arabesques qui existent autour
de la lumière centrale dont nous venons de parler et entre
les lamelles fibreuses.

De toutes les lésions de la tuberculose pulmonaire, ce sont d'une façon générale les cavernes qui renferment le plus de bacilles. On peut observer le début de la formation des cavernes dans la pneumonie caséeuse ainsi que nous l'avons indiqué plus haut. La plus grande masse de bacilles s'observe au centre des infundibula, dans la lumière ou perte de substance qu'on y observe et qui communique avec une bronchiole. C'est là que se produira le ramollissement, la destruction initiale de la pneumonie caséeuse. Lorsqu'on étudie une caverne consécutive à cette lésion, on rencontre souvent dans toute l'épaisseur du tissu caséeux qui en forme la paroi une grande quantité de bacilles répandus partout, mais cependant plus nombreux à la surface que dans la profondeur. Il y a toutefois des exceptions : la surface d'une caverne pourra ne pas présenter des bacilles. Dans les cavernes anciennes du sommet qui, couvertes d'une sorte de membrane pulpeuse en voie de suppuration éliminatrice, contenant des débris et grumeaux jaunâtres, communiquent avec des bronches dilatées, il y a presque toujours un assez grand nombre de bacilles dans la fausse membrane et dans les grumeaux opaques contenus tant dans la caverne que dans les bronches. La partie la plus superficielle des cavernes est formée habituellement par un tissu embryonnaire bourgeonnant. On y voit le relief de parties saillantes qui sont des débris de parois alvéolaires épaissies n, n (fig. 15, pl. XXV). Dans l'intérieur de ces bourgeons, on trouve souvent des amas de bacilles qui sont quelquefois renfermés dans une sorte de petit kyste à paroi épaisse. Il est possible que ces bacilles soient contenues là dans des capillaires oblitérés au sommet des bourgeons. En p on voit une bronche en partie détruite mais qui est encore tapissée de quelques cellules cylindriques. Entre la surface de la bronche p et le cartilage c, il existe des bacilles situés dans le tisssu conjonctif et les voies lymphatiques de la muqueuse. Dans la couche superficielle de la caverne on voit des vaisseaux sanguins v. En a on trouve une petite artère dont la lame élastique interne est très manifeste ; la paroi de cette artériole est très épaissie au niveau de la surface de la caverne. Une granulation tuberculeuse avec deux cellules géantes g et des bacilles s'est développée dans la paroi de l'artériole à ce niveau. Dans la profondeur de la paroi de la caverne on observe un tissu sclérosé souvent pigmenté, infiltré de cellules migratrices situées entre les faisceaux fibreux et souvent réunies en îlots. Là aussi se trouvent des fentes plus ou moins régulières à lumière libre qui sont soit des vaisseaux, soit des alvéoles déformés. Les vaisseaux offrent quelquefois une paroi très épaissie avec des couches concentriques de cellules embryonnaires et leur lumière est alors oblitérée. Dans ce tissu sclérosé les bacilles sont peu nombreux ou même ils n'existent pas. La paroi des cavernes ne se limite pas brusquement avec le tissu pulmonaire voisin ; on voit quelquefois entre la paroi de la caverne et le tissu pulmonaire une zone dans laquelle les vaisseaux sanguinés sont dilatés et très nombreux. Il n'y a pas toujours de bacilles dans ce tissu vascularisé. Lorsque, ce qui est très rare, on ne rencontre pas de bacilles dans la paroi des cavernes, la surface de cette cavité est devenue lisse ou mamelonnée, presque aussi dure que du cartilage et elle ne secrète plus de pus, ou bien il s'agit d'une caverne oblitérée presque complètement et contenant des calculs. Dans un fait de syphilis du poumon provenant du service de M. Balzer, on constata de grandes masses caséeuses rondes bien limitées, de la grosseur d'une noisette à une noix, constituant des îlots, susceptibles d'être énuclées, ayant une forme pyramidale à base dirigée vers la surface du poumon, et une grande caverne irrégulière à paroi caséeuse. Il n'y avait de bacilles ni dans les masses caséeuses ni dans la paroi de la caverne.

Tuberculose du foie. — Les bacilles se trouvent dans les granulations tuberculeuses miliaires de cet organe ; mais on n'en rencontre pas toujours dans les nodules caséeux volumineux. Nous donnons ici comme type un dessin provenant d'une coupe du foie d'un cobaye tuberculeux (fig. 16, pl. XXV). Nous avons représenté en *t* une nodosité tuberculeuse superficielle siégeant sous le péritoine. Cette membrane présentait là un épaississement hyalin et elle était pénétrée par des bacilles (1). Le tubercule lui-même *t*, est formé par une accumulation de cellules embryon-

---

(1) Voir une note de M. Babes sur la pénétration des bacilles par la surface des séreuses lue à la Société anatomique, le 27 janvier 1883. Dans cette note M. Babes décrit, d'après l'étude de la tuberculose expérimentale consécutive à l'injection intra-péritoniale de matière tuberculeuse, la pénétration des bacilles dans l'endothélium des séreuses et dans leurs vaisseaux lymphatiques. M. Watson Cheyne a indiqué des lésions analogues sans avoir eu connaissance du travail de M. Babes (*fortschritte der medicin*, 15 avril 1883).

naires situées autour des capillaires, entre les travées de cellules hépatiques qui sont alors isolées ou comprimées dans le nodule tuberculeux. Beaucoup de bacilles existent dans tout ce tubercule, dans les cellules embryonnaires et plasmatiques. Autour de ce tubercule, les capillaires sont dilatés et remplis de sang. L'infiltration tuberculeuse se poursuit dans le foie, au milieu même des lobules, en *n* où elle constitue un petit nodule formé par des cellules rondes situées dans les capillaires et autour d'eux. Mais la plus grande quantité des tubercules se trouve dans le tissu conjonctif qui accompagne les branches de la veine porte interlobulaire. Souvent la veine porte dilatée est simplement entourée de cellules embryonnaires avec de très nombreux bacilles, sans qu'il y ait d'infiltration tuberculeuse à côté dans le tissu conjonctif. D'autre fois tout le tissu conjonctif qui entoure la veine porte, les artérioles et les vaisseaux biliaires, est atteint par le tuberculose; les canaux biliaires sont remplis de cellules épithéliales proliférées. Tout le tissu conjonctif périlobulaire est altéré et il peut même se développer des îlots avec des cellules géantes sans relation avec les vaisseaux sanguins ni biliaires. Quelquefois les tubercules se développent autour des canaux biliaires, si bien que l'épithélium de ces derniers ressemble à une cellule géante. Dans ces canalicules biliaires ainsi transformés il se trouve aussi des bacilles.

Tuberculose des organes génito-urinaires. — Dans les plus petits tubercules opaques et jaunâtres du rein on observe presque toujours un grand nombre de bacilles. Ces petits nodules se trouvent très souvent autour des vaisseaux. La figure 17 (pl. XXV) est un type de ces nodules opaques de la grandeur d'un grain de millet. Il est situé à la limite de la substance médullaire et de la substance corticale. Le vaisseau *a* en est le centre. Sa lumière *l* rétrécie est remplie de globules blancs; la tunique interne est épaissie et hyaline, avec des fentes sinueuses dans lesquelles se trouvent de nombreux bacilles. La partie hyaline est bien limitée et il existe entre elle et les autres tuniques des espaces libres *m* remplis de bacilles. La masse caséeuse est uniforme autour du vaisseau, lobulée à la périphérie, au voisinage du tissu normal. En *c*, la masse caséeuse montre une perte de substance. Entre les îlots caséeux lobulés *m, m*, on voit des cellules rondes, souvent accumulées en amas. Autour

2.

du tubercule, il y a du tissu embryonnaire dans lequel on peut distinguer, en *d*, du côté de la substance des pyramides de Malpighi,
des tubes urinifères comprimés ou contenant des cylindres
hyalins, et, du côté de la substance corticale, des glomérules
enflammés ou sclérosés *g*. Les bacilles, qui sont très nombreux,
se trouvent surtout autour du vaisseau ; la lumière n'en contient
pas ; il y en a seulement et en grande quantité dans les fentes
de la tunique interne hyaline et entre celle-ci et le reste de la
paroi. Les bacilles sont surtout accumulés en *o* auprès de la perte
de substance *c*. Ils sont assez nombreux aussi au pourtour des
masses caséeuses. Celles-ci en contiennent très peu, et seulement
dans les petites agglomérations de tissu embryonnaire qui les
séparent. En *r*, à la périphérie du tubercule, on voit des bacilles
en quantité qui siègent dans la partie parenchymateuse du rein
peut-être dans la cavité des tubuli altérés. Les bacilles sont plus
rares dans la tuberculose rénale et ancienne avec des masses
caséeuses considérables. Là, on les cherche quelquefois en vain.
On en trouve cependant d'habitude à la limite des pertes de
substance causées par l'ulcération du bassinet et de calices, et
à la périphérie des îlots caséux, dans le tissu embryonnaire qui
les entoure, tissu qui contient des cellules géantes. Nous avons
constaté aussi la présence des bacilles dans les tubercules de la
vessie et de l'urètre (1).

Dans la tuberculose des organes génitaux de l'homme, les
bacilles sont rares. Dans des tubercules caséeux du testicule, de
de la prostate et de l'épididyme il peut arriver qu'on ne trouve
pas de bacilles. Dans un fait de tuberculose caséeuse du testicule
enlevé par M. Richet, il n'y avait pas de bacilles dans le testicule, mais seulement dans une petite cavité de l'épidydime qui
correspondait à une coupe du canal de l'épidydime ; il y avait là
deux bacilles seulement dans les préparations que nous avons
examinées.

Dans un fait de tuberculose du vagin, dans laquelle il y avait
une fistule recto-vaginale, on observait du côté du vagin des
ulcérations assez larges à bord saillants. Un fragment de cet
ulcère ayant été enlevé, les coupes examinées au microscope
ont montré, à la surface de l'ulcération, des leucocytes granuleux contenant un petit nombre de bacilles. Plus profondément

---

(1) Voyez une publication sur ce sujet de M. Babes dans l'orvosihetilap, 3 février 1883.

la muqueuse offrait un tissu fibreux infiltré de cellules rondes et de cellules géantes. Celles-ci contenaient chacune un ou deux bacilles. Auprès de ces cellules géantes, il y avait des vaisseaux à parois embryonnaires, quelquefois oblitérés par de la fibrine et par des globules blancs.

EXPLICATION DES PLANCHES.

Topographie des bacilles dans la tuberculose.

PLANCHE XXII.

FIG. 1. — Tuberculose des méninges. — *s*, surface de l'arachnoïde ; *a*, coupe d'une petite veine de la pie-mère contenant un coagulum fibrineux. Dans ce coagulum et dans la paroi vasculaire, il existe un très grand nombre de bacilles. — *v*, artériole dont la paroi et le caillot contiennent aussi des bacilles ; *c*, veinule également remplie ; *r*, tissu réticulé de la pie-mère ; *b*, limite de la substance corticale; *d*, tissu de la substance grise; *t*, tubercule cérébral dans lequel les granulations siègent surtout autour des capillaires *m*; *s*, lacunes du tissu nerveux autour du tubercule ; *n*, vaisseau capillaire normal du cerveau. Grossissement de 100 diamètres.

FIG. 2. — Section de la pie-mère dans une méningite tuberculeuse. — *b*, arachnoïde ; *e*, tissu fibreux ; *a*, paroi d'une artériole contenant des bacilles *b* et des grains ronds *d* qui se colorent par le même procédé que les bâtonnets ; *c*, caillot fibrineux intra-artériel, hyalin à son bord inférieur, renfermant aussi des bacilles et des grains ronds ; *m*, fente située dans le tissu de la pie-mère ; *e, e*, faisceaux hyalins. Grossissement de 500 diamètres: obj. à immersion homogène n° 10 de Verick, oc. 1.

FIG. 3. — Tuberculose primitive aiguë de la plèvre. — *a*, couche de fibrine à la surface de la plèvre ; *f*, cellules rondes infiltrées dans le tissu conjonctif de cette membrane ; *b*, bacille contenu dans une cellule géante *c; d*, nombreux bacilles situés dans la paroi d'un petit vaisseau de la plèvre. Grossissement de 500 diamètres; obj. à immersion homogène n° 10 de Verick, oc.

FIG. 4. — Pleurésie chronique de nature tuberculeuse. — La figure représente la coupe de pseudo-membranes fibreuses *m*, *m*, appartenant à la plèvre, membranes entre lesquelles il existait du pus caséeux ; *b*, fente lymphatique qui s'ouvre en *b'* et qui présente là beaucoup de bacilles. La surface des membranes est tapissée de bacilles en *b"*. On en trouve aussi des amas dans un vaisseau lymphatique en *n*. — *v*, vaisseaux ; *p*, pigment noir situé à la limite du poumon ; *d*, surface de la fausse membrane *m*. Grossissement de 150 diamètres.

PLANCHE XXIII.

FIG. 5. — Section de la muqueuse pharyngienne envahie par la tuberculose. — *a*, surface de la couche épithéliale de la muqueuse. Les cellules d'épithélium sont séparées par des cellules migratrices *m* qui pénètrent entre elles dans les voies lymphatiques de l'épithélium. Ces cellules migratrices entraînent avec elles des bacilles, ainsi que cela se voit en *c*. — *h*, amas tuberculeux formé par des cellules rondes et des bacilles dans la couche la plus superficielle du chorion de la muqueuse ; *g*, cellule géante remplie de bacilles ; *v*, petit vaisseau qui présente des bacilles dans son endothélium.

Grossissement de 500 diamètres; obj. im. homogène de Verick
n° 10, oc. 1.

Fig. 6. — Section d'une veinule dans la tuberculose du pharynx. —
a, paroi du vaisseau ; *c*, corpuscules blancs du sang contenus dans
ce vaisseau avec des bacilles ; *b*, tissu périphérique infiltré de leucocytes. Grossissement de 250 diamètres.

Fig. 7. — Vaisseau capillaire agrandi et oblitéré dans la tuberculose
du pharynx. La cavité *v* du vaisseau est remplie par des cellules
rondes ou globules blancs du sang, par des cellules endothéliales et
par des bacilles *h*. — *c*, paroi du vaisseau devenue hyaline; *b*, tissu
conjonctif périphérique. Grossissement de 800 diamètres.

Fig. 8. — Cellule géante *g* toute remplie de bacilles dans un cas de
tuberculose de l'amygdale. Le tissu tuberculeux périphérique *a* en
contient également. Grossissement de 400 diamètres.

Fig. 9. — Tuberculose de la muqueuse intestinale. — *s*, surface de la
muqueuse ulcérée. En *m*, cette surface présente une dégénérescence
hyaline et des bacilles; le vaisseau *v* montre aussi dans sa paroi, en
p, une dégénérescence de même nature. Le tissu conjonctif est réticulé et offre des lacunes arrondies ou longitudinales qui contiennent des cellules rondes et des bacilles. En *n*, on voit une granulation tuberculeuse. Dans cette granulation, de même que dans
tout le tissu conjonctif de la muqueuse depuis la surface de l'ulcération, il existe un grand nombre de bacilles disséminés.

PLANCHE XXIV.

Fig. 10. — Tuberculose miliaire du poumon chez l'homme. Au centre
se trouve la section transversale d'une veine *v* dont la lumière est
remplie par un caillot fibrineux contenant des bacilles en très
grande quantité *a*. Une portion *p* de la paroi vasculaire est normale, tandis que la partie de la paroi qui se trouve en *p'* est disso-
ciée, réticulée, infiltrée de petites cellules. La paroi confine là en
effet avec le tissu conjonctif et les alvéoles pulmonaires qui sont
le siège d'une néoformation tuberculeuse. — *b, b, b,* alvéoles pulmonaires remplis de fibrine et de cellules en dégénérescence caséeuse appartenant à ce nodule tuberculeux ; *m*, alvéoles normaux.
Grossissement de 150 diamètres.

Fig. 11. — Tubercule fibreux du poumon. — *a*, tissu pulmonaire atteint
de pneumonie interstitielle et infiltré de charbon ; *b*, bacilles en
forme de touffes en quantité assez considérable situés surtout entre
les faisceaux du tissu conjonctif constituant le tubercule fibreux ;
m, petit sequestre situé au milieu d'une perte de substance dont les
bords sont couverts de bacilles ; *n*, fente située entre le tubercule
et le tissu voisin. Grossissement de 500 diamètres.

Fig. 12. — Bacilles des crachats dans un cas de tuberculose chronique.
— *b*, bacilles en bâtonnets formés de petits grains bout à bout;
a, agglomération de spores et bâtonnets présentant la même disposition que les sarcines de l'estomac; *c*, mucus et cellules des crachats pâlis par le mode de préparation. La préparation a été faite
avec un crachat conservé pendant 10 jours dans un tube de verre
après l'expectoration. Grossissement de 1,000 diamètres; obj. n° 10 à
immersion homogène de Verick, oc. 3, tube élevé.

Fig. 13. — Bacilles des crachats dans un cas de tuberculose aiguë. —
a, grande cellule contenant des bacilles; *p*, cellule pigmentée contenant aussi des bacilles ; *b*, bacilles libres. Les cellules représen-
tées ici proviennent de l'épithélium du poumon. Grossissement de
1,000 diamètres.

Fig. 14. — Bacilles de l'urine dans la tuberculose des organes genitourinaires. — *e*, cellule de la vessie ne contenant pas de bacilles ; *l, l*, cellules rondes contenant des bacilles plus ou moins nombreux ; *m*, petite cellule ronde contenant un bacille. Grossissement de 1,000 diamètres.

PLANCHE XXV.

FIG. 15. — Surface interne d'une caverne tuberculeuse du poumon. A la surface de la caverne, on voit en *b* des bacilles qui siègent aussi sur les parties saillantes *n, n*, qui représentent des fragments de parois alvéolaires libres dans la caverne sous forme de petits bourgeons. Le tissu conjonctif de ces parois alvéolaires montre aussi des bacilles. — *p*, bronche en partie détruite à la surface de la caverne ; *c*, cartilage de la bronche ; *a*, artériole dans la paroi de laquelle il y a des bacilles et deux cellules géantes *g* ; *t*, granulation tuberculeuse. Grossissement de 100 diamètres.

FIG. 16. — Tubercules du foie développés à la suite de l'inoculation chez le cobaye. — *t*, granulation tuberculeuse développée à la surface du foie, composée de petites cellules rondes et parsemée de bacilles ; *n*, infiltration tuberculeuse dans l'îlot hépatique ; *a*, granulation tuberculeuse siégeant autour d'une branche de la veine porte *v* ; *b*, canalicule biliaire ; *c*, cellule géante. Cette granulation présente aussi beaucoup de bacilles. — *m*, travées de cellules hépatiques. Grossissement de 150 diamètres.

FIG. 17. — Tuberculose du rein chez l'homme ; masse tuberculeuse développée autour d'un vaisseau. — *a*, vaisseau dont les parois sont fortement épaissies et qui montre de très nombreux bacilles dans la paroi et autour d'elle ; *l*, lumière du vaisseau ; *a*, sa tunique interne est épaissie et devenue hyaline ; *m*, espace libre rempli de bacilles situé entre la tunique interne et la tunique moyenne ; *o*, tissu périphérique à l'artériole rempli de bacilles ; *c*, lacune causée par la désintégration du tissu tuberculeux et dont le pourtour contient beaucoup de baciles ; *m, m*, tissu caséeux dans lequel les cellules sont atrophiées ; *n*, tissu conjonctif contenant des cellules vivantes à la périphérie du tissu caséeux ; *g, g*, glomérules du rein ; *d*, tubes urinifères de la substance des pyramides ; *r*, lacunes de la substance corticale remplies de bacilles et qui sont vraisemblablement des tubes contournés. Grossissement de 150 diamètres.

FIG. 18. — Tuberculose de la rate du cobaye consécutive à l'inoculation dans le péritoine. — *t*, tubercule dans lequel il existe de grandes cellules épithélioïdes *b* à noyaux multiples et remplis de bacilles ou de grandes cellules à un seul noyau *a*, également remplies de bacilles. En *d'*, on voit une de ces cellules en voie de division. — *c*, tissu conjonctif. En *t'*, il existe une autre masse tuberculeuse dont on voit quelques cellules contenant des bacilles. Grossissement de 800 diamètres.

Toutes les figures ont été dessinées à la chambre claire.

Fig. 1.

Fig. 2.

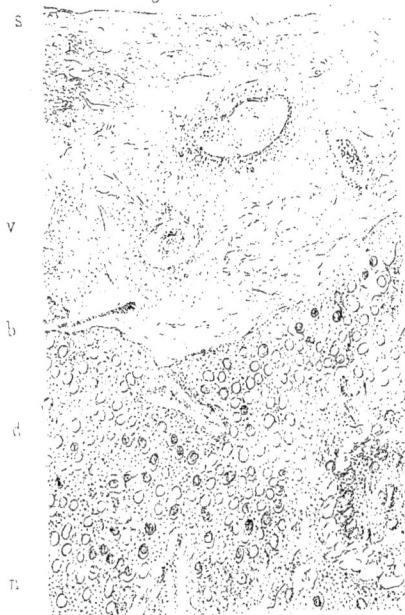

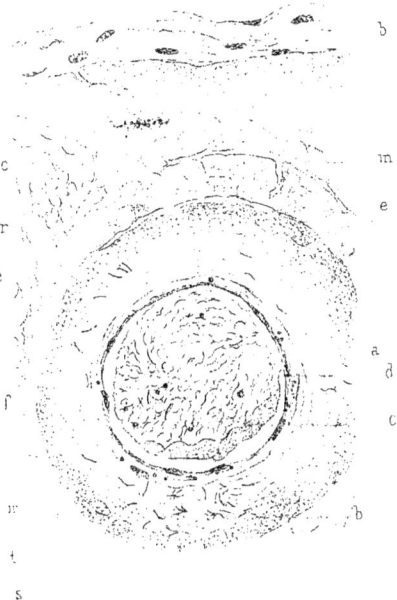

Fig. 3.

Fig. 4.

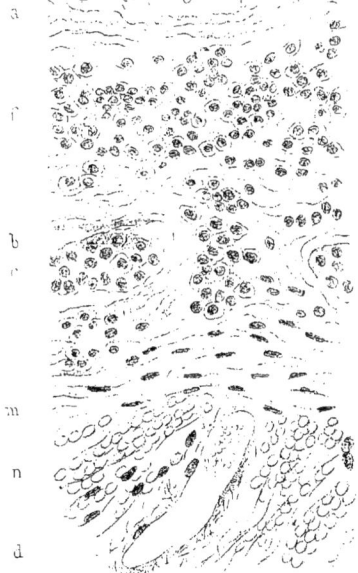

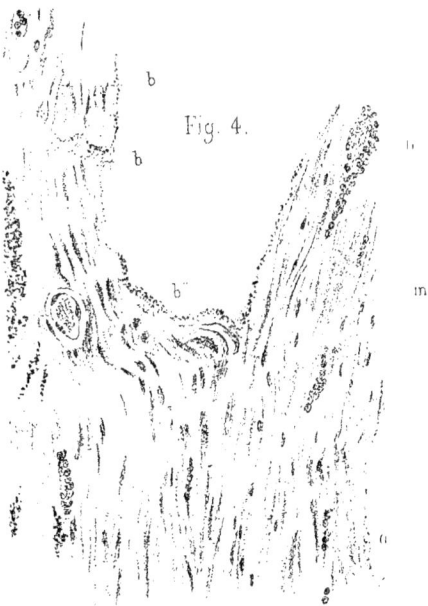

Babès del.　　　Imp. Becquet fr. Paris.　　　Karmanski lith.

Bacilles de la tuberculose.

Germer Baillière & Cie Libraires à Paris.

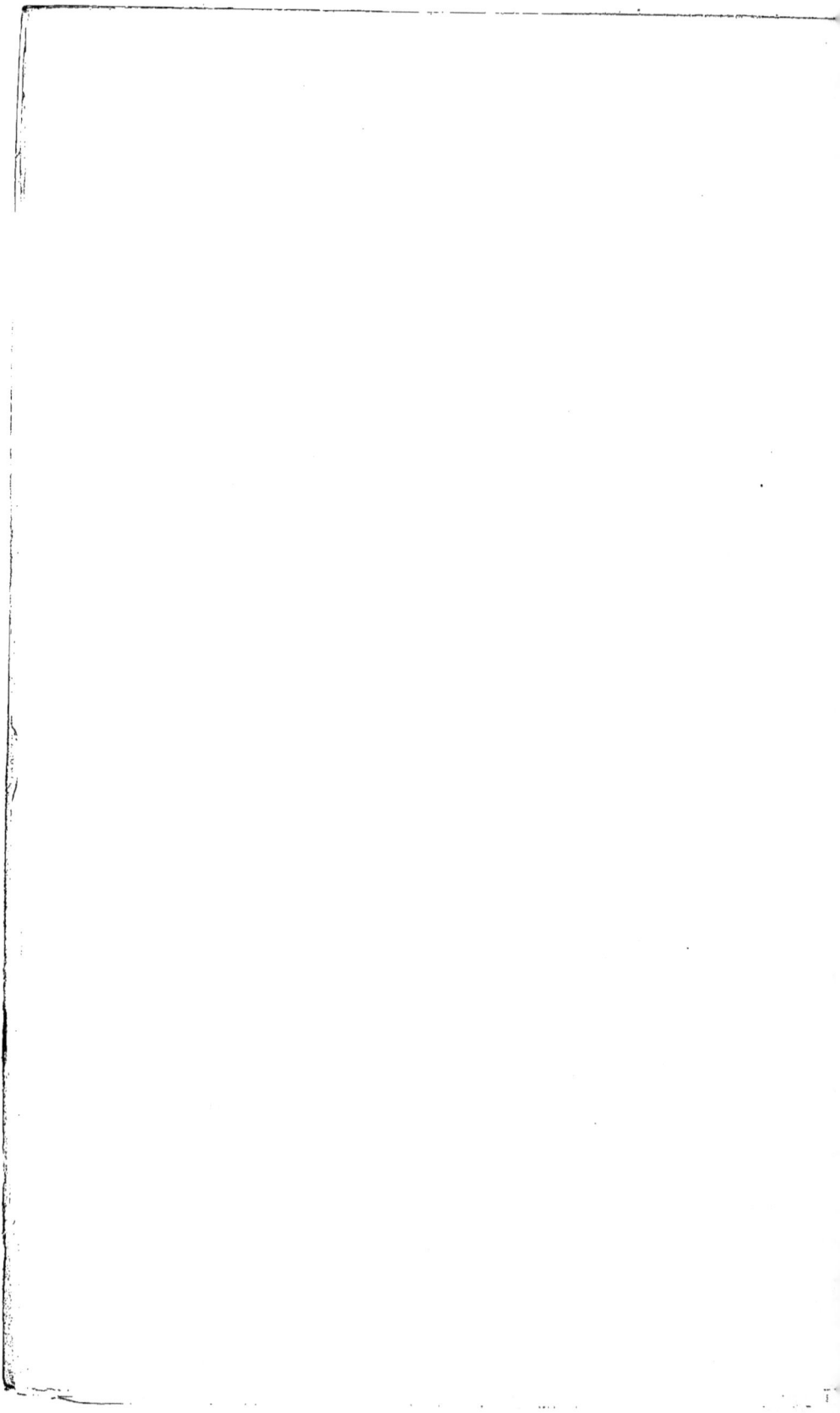

Fig. 5   m   s   Fig. 9.

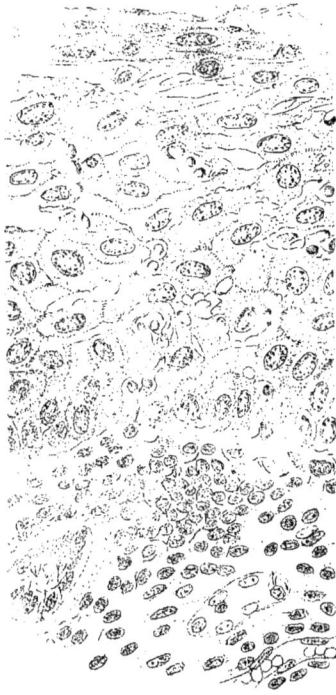

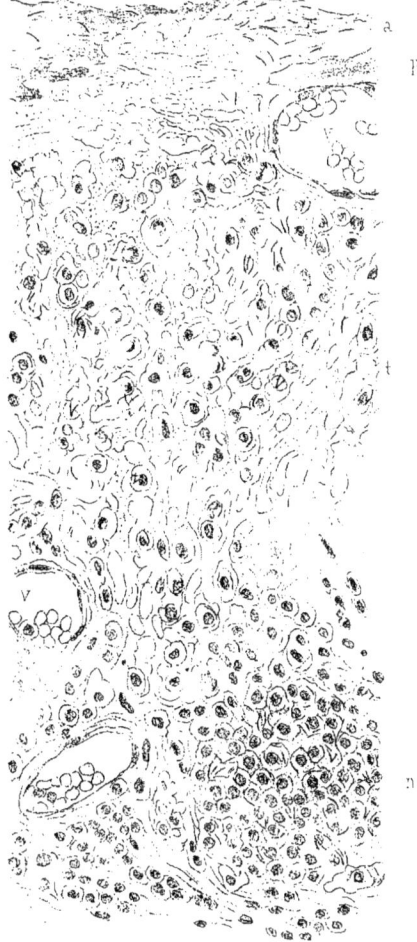

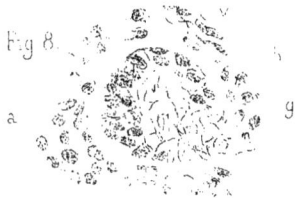

Fig. 8.

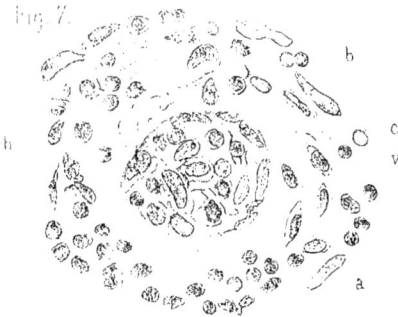

Fig. 7.

Fig. 6.

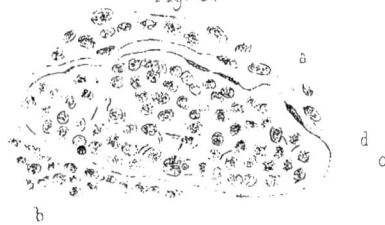

Cornil et Babes del.   Imp. Becquet fr. Paris.   Karmanski lith.

Bacilles de la tuberculose.

Germer Baillière & Cie libraires à Paris.

Fig. 12.   Fig. 11.

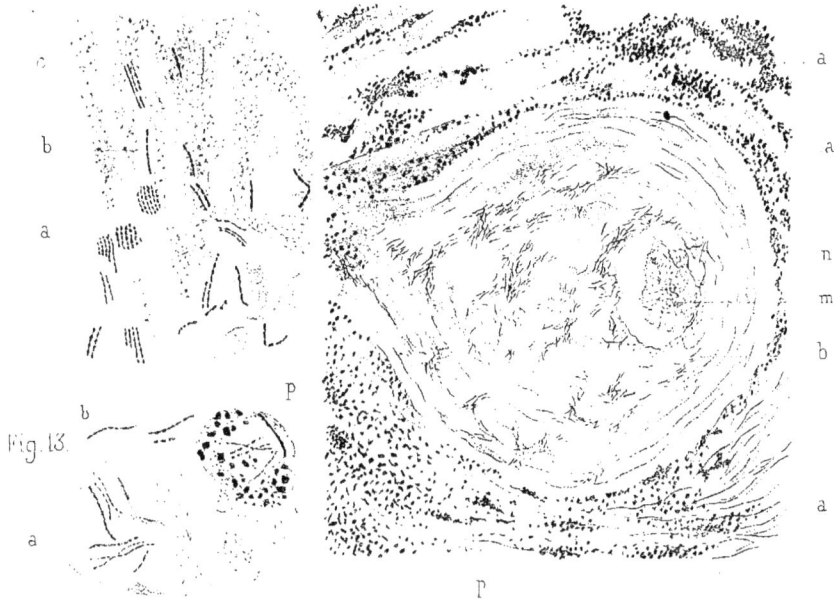

Fig. 13.

Fig. 14.

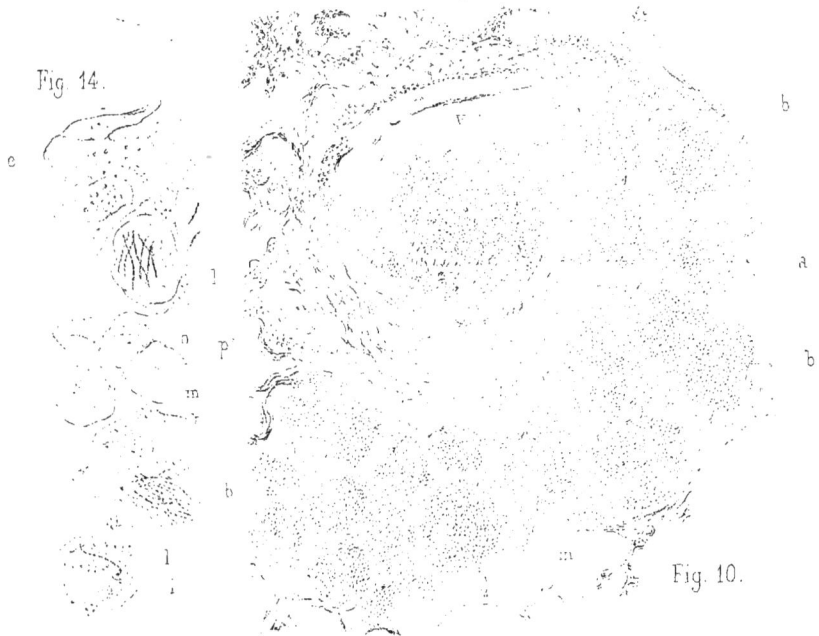

Fig. 10.

Babes del.   Imp. Buquet à Paris   Marmarske lith

Bacilles de la tuberculose.

Germer Baillière & Cie Libraires à Paris

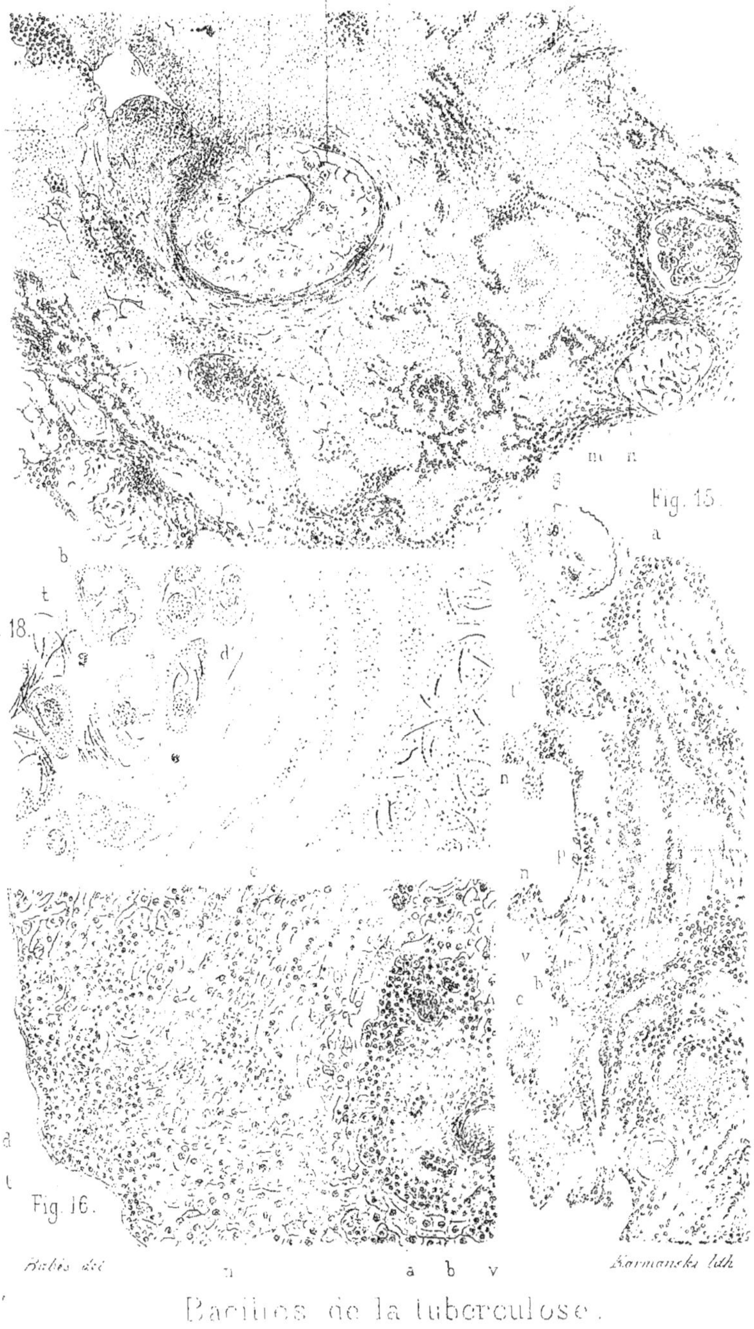

Fig. 17.

Fig. 15.

Fig. 18.

Fig. 16.

Babès del. *Karmanski lith.*

Bacilles de la tuberculose.

[illegible] à Paris.

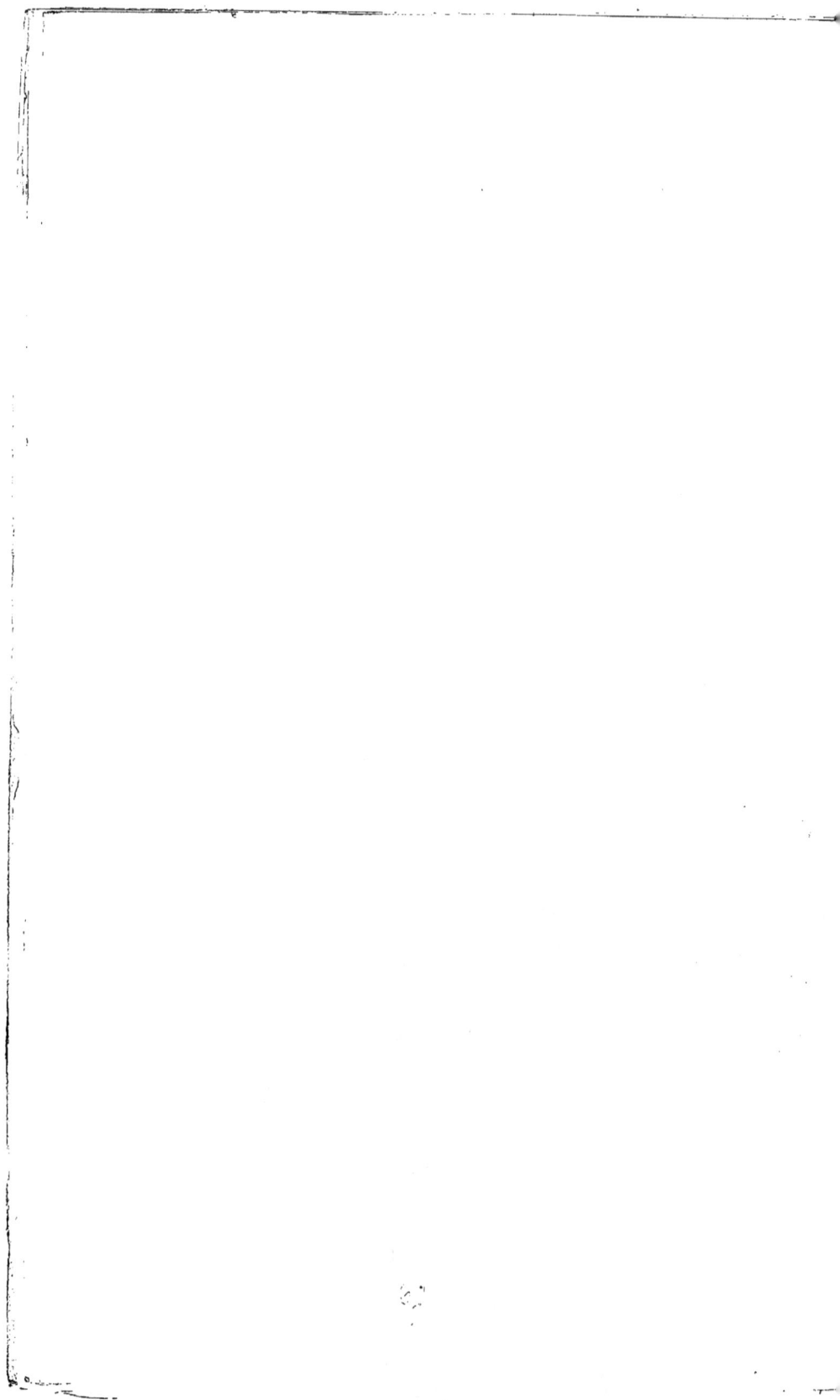

PRÉCIS
DE
GÉOGRAPHIE PHYSIQUE, POLITIQUE & MILITAIRE
A l'usage des Candidats aux Écoles militaires et aux deux baccalauréats
Par BOUGIER
Professeur d'histoire et de géographie au Lycée de Versailles.

1 volume in-8°. . . . . 7 fr.

GÉOGRAPHIE DE LA FRANCE
ET DE SES POSSESSIONS COLONIALES
Extrait du précédent ouvrage, par LE MÊME.

1 volume in-18. . . . . 3 fr. 50

ÉLÉMENTS
MÉDECINE PRATIQUE
Par le Dr C. F. KUNZE
Traduit sur la deuxième édition allemande par J. KNOERI

Un fort volume in-12. . . . . 4 fr. 50

REPRODUCTION DES CRYPTOGAMES
Par RIETSCH
Professeur suppléant à l'École de Pharmacie de Marseille.

1 volume grand in-8° avec figures. . . . . 5 fr.

CHAMPIGNONS
OBSERVÉS A LA ROCHELLE ET DANS LES ENVIRONS
Par BERNARD
Pharmacien-major de première classe.

1 volume in-8° avec atlas; planches noires. . . . . 15 fr
Planches coloriées. 25 fr.

CONDITIONS DE LA SOUSCRIPTION

Un numéro... 6 fr. »
Un an, pour Paris.................................... 30. »
— pour les départements et l'étranger....... 33 »

Les abonnements partent du 1er Janvier.

Les treize premières années, 1864, 1865, 1866, 1867, 1868, 1869, 1870-71, 1872, 1873, 1874, 1875, 1076 et 1877 sont en vente au prix de 20 fr. l'année, et de 3 fr. 50 la livraison. Les années 1878, 1879, 1880, 1881 et 1882, se vendent 30 fr., et 6 fr. la livraison.

CE JOURNAL PARAIT TOUS LES DEUX MOIS, ET CONTIENT :

1º Des *travaux originaux* sur les divers sujets que comporte son titre;

2º L'*analyse* et l'*appréciation* des travaux présentés aux Sociétés savantes françaises et étrangères;

3º Une *revue* des publications qui se font à l'étranger sur la plupart des sujets qu'embrasse le titre de ce recueil.

IL A EN OUTRE POUR OBJET :

La *tératologie*, la *chimie organique*, l'*hygiène*, la *toxicologie* et la *médecine légale* dans leurs rapports avec l'anatomie et la physiologie;

Les applications de l'anatomie et de la physiologie à la *pratique de la médecine, de la chirurgie et de l'obstétrique.*

Les ouvrages à analyser, et tout ce qui concerne la rédaction, devront être adressés *franco* à la librairie GERMER BAILLIÈRE et Cⁱᵉ, 108, boulevard Saint-Germain.

Saint-Denis. — Imprimerie de Ch. LAMBERT, 17, rue de Paris.